NOTE

SUR LA STATISTIQUE MÉDICALE

DE

L'ASILE DES ALIÉNÉS

DU DÉPARTEMENT DE LA SARTHE,

PAR G.-F. ETOC-DEMAZY,

MÉDECIN EN CHEF DE L'ASILE, MÉDECIN DES ÉPIDÉMIES, MEMBRE CORRESPON-
DANT DE L'ACADÉMIE ROYALE DE MÉDECINE.

AU MANS,

IMPRIMERIE-LIBRAIRIE DE CH. RICHELET,

Rue de la Paille, 10.

1839.

STATISTIQUE MÉDICALE

DE

L'ASILE DE LA SARTHE.

NOTE

SUR LA STATISTIQUE MÉDICALE

DE

L'ASILE DES ALIÉNÉS

DU DÉPARTEMENT DE LA SARTHE,

LUE AU CONGRÈS SCIENTIFIQUE DE FRANCE,

RÉUNI AU MANS EN SEPTEMBRE 1839 ;

PAR G.-F. ETOC-DEMAZY,

MÉDECIN EN CHEF DE L'ASILE, MÉDECIN DES ÉPIDÉMIES, MEMBRE CORRESPON-
DANT DE L'ACADÉMIE ROYALE DE MÉDECINE.

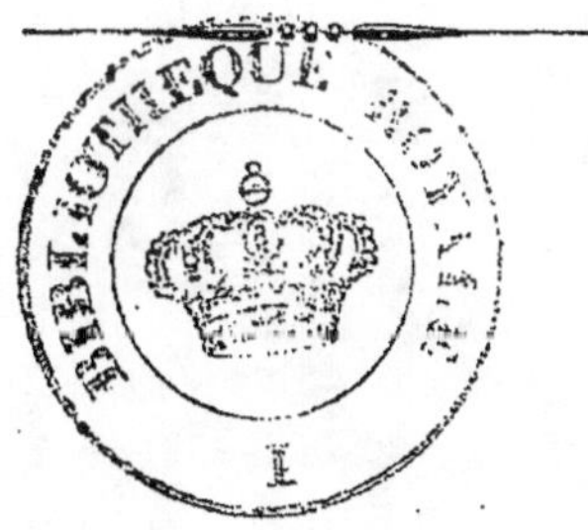

AU MANS,

IMPRIMERIE-LIBRAIRIE DE CH. RICHELET,
Rue de la Paille, 10.

—

1839.

NOTE

SUR LA STATISTIQUE MÉDICALE

DE

L'ASILE DES ALIÉNÉS

DU DÉPARTEMENT DE LA SARTHE ;

(18 août 1834 — 31 décembre 1838.)

MESSIEURS,

Je cède aux instances de plusieurs d'entre vous, en vous soumettant quelques notes sur la Statistique médicale de l'Asile des aliénés du département de la Sarthe. Ces notes, qui n'ont d'autre mérite que leur exactitude, sont extraites d'un travail qu'il ne m'est pas encore possible de terminer, sur les constructions, l'administration et le service médical de cet établissement

1° ADMISSIONS DES ALIÉNÉS.

L'Asile de la Sarthe fut ouvert le 18 août 1834. Depuis cette époque jusqu'au 31 décembre 1838, 267 aliénés des deux sexes y ont été admis : 137 hommes et 130 femmes.

En outre, sept hommes et trois femmes, sortis guéris, ont été réintégrés pour cause de rechûte, provoquée par le retour des circonstances qui avaient déterminé la première invasion de la folie.

Total des admissions : 277 pour les deux sexes : 144 pour les hommes , 133 pour les femmes.

Dans les cinq derniers mois de l'année 1834 , furent admis, par séries plus ou moins nombreuses, 60 aliénés : 29 hommes et 31 femmes , renfermés depuis long-temps dans les hospices et les prisons du département. Leur admission , ordonnée par l'autorité administrative , ne pouvant présenter aucune donnée scientifique , je me bornerai à l'indiquer en masse. (1)

Pour les aliénés admis ultérieurement, les entrées , dans les douze mois de l'année , ont eu lieu dans l'ordre suivant :

DIVISION DES HOMMES.		DIVISION DES FEMMES.	
Janvier.	6	Janvier.	5
Février.	9	Février.	5
Mars.	8	Mars.	10
Avril.	8	Avril.	5
Mai.	10	Mai.	8
Juin.	14	Juin.	14
Juillet.	10	Juillet.	13
Août.	15	Août.	12
Septembre.	6	Septembre.	10
Octobre.	5	Octobre.	10
Novembre.	12	Novembre.	6
Décembre.	12	Décembre..	8
TOTAL.	115	TOTAL.	102

Je dois faire observer que , pour ces malades , l'époque de leur entrée indique bien rarement celle de l'invasion de la folie ; mais elle fait connaître assez exactement l'époque où ses symptômes ,

---

(1) Nous avons à regretter plusieurs renseignements sur ces malades ; sur leur âge, lors de l'invasion de la folie ; sur les causes qui l'ont préparée ou déterminée, etc. Il ne nous a pas été possible de nous les procurer avec exactitude.

devenus plus violents , ont mis les familles dans la nécessité de provoquer la séquestration des aliénés.

Trente aliénés : 19 hommes et 11 femmes sont étrangers au département de la Sarthe ; les autres lui appartiennent par leur naissance ou par leur domicile. Leur répartition a lieu, de la manière suivante, dans les quatre arrondissements :

					Aliénés.
Le Mans. Populat.	164,667. a fourni	66 hom.	et 71 fem.	—	137
Mamers. . . .	133,444. .	. 21	. . 14. .	—	35
La Flèche. .	. 97,343. .	. 12	. . 24. .	—	36
St-Calais. . .	70,834. .	. 19	. . 10. .	—	29
TOTAUX. . .		118.	119.		237.

2o AGES DES ALIÉNÉS.

Les âges, lors de l'invasion de la folie , se rangent dans l'ordre suivant :

DIVISION DES HOMMES.		DIVISION DES FEMMES.	
Ages de		Ages de	
10 à 15 ans. . . .	4	15 à 20 ans. . . .	7
15 à 20.	11	20 à 25.	13
20 à 25.	14	25 à 30.	18
25 à 30.	22	30 à 35.	12
30 à 35.	10	35 à 40.	14
35 à 40.	16	40 à 45.	10
40 à 45.	15	45 à 50.	5
45 à 50.	7	50 à 55.	8
50 à 55.	5	55 à 60.	3
55 à 60.	3	60 à 65.	2
60 à 65.	1	65 à 70.	1
Ages inconnus. . . .	29	Ages inconnus. . . .	37
TOTAL. . . .	137	TOTAL. . . .	130

3º ÉTAT CIVIL DES ALIÉNÉS.

DIVISION DES HOMMES.

Célibataires. . . .	84
Mariés.	47
Veufs.	6
TOTAL. . . .	137

DIVISION DES FEMMES.

Célibataires.	70
Mariées.	46
Veuves.	14
TOTAL. . . .	130

4º PROFESSIONS DES ALIÉNÉS.

DIVISION DES HOMMES.

Journaliers. . . .	38	REPORT. . . .	110
Marchands. . . .	10	Antiquaire. . . .	1
Tisserands. . . .	10	Prêtre.	1
Rentiers.	8	Instituteur. . . .	1
Droit.	5	Musicien.	1
Ménuisiers. . . .	5	Charpentier. . . .	1
Domestiques. . . .	4	Percepteur. . . .	1
Employés.	3	Cultivateur. . . .	1
Médecins.	3	Traiteur.	1
Militaires.	3	Faïencier. . . .	1
Filassiers.	3	Sabottier. . . .	1
Maçons.	3	Vannier. . . .	1
Horlogers.	3	Étudiant. . . .	1
Tailleurs.	3	Imprimeur. . . .	1
Meuniers.	3	Jardinier. . . .	1
Boulangers. . . .	2	Cabaretier. . . .	1
Serruriers. . . .	2	Postillon. . . .	1
Cordonniers. . . .	2	Professions inconnues. .	11
TOTAL. . . .	110	TOTAL. . . .	137

DIVISION DES FEMMES.

Domestiques.	52	Bouchères.	2
Journalières.	22	Marchandes.	2
Sans profession.	16	Garde-malades.	2
Rentières.	11	Brodeuses.	2
Fileuses	11	Cabaretière.	1
Femmes d'ouvriers.	10	Institutrice.	1
Lingères.	7	Professions inconnues.	7
Couturières.	4	**TOTAL.**	130

5° CAUSES DE L'ALIÉNATION MENTALE.

DIVISION DES HOMMES.   DIVISION DES FEMMES.

1°. *Causes prédisposantes.*

Hérédité.	58	Hérédité.	25
Caractère bizarre.	30	Caractère bizarre.	26
Causes inconnues.	69	Causes inconnues.	79
TOTAL.	157	**TOTAL.**	130

2°. *Causes déterminantes.*

Chagrins domestiques.	30	Chagrins domestiques.	58
Revers de fortune.	19	Amour contrarié.	29
Amour contrarié.	10	Revers de fortune.	8
Ivrognerie.	9	Scrupules religieux.	8
Masturbation.	5	Frayeur.	5
Frayeur.	4	Misère.	5
Epilepsie.	4	Ivrognerie.	5
Jalousie.	4	Epilepsie.	2
Remords de conscience.	5	Remords de conscience.	1
Ambition déçue.	5	Progrès de l'âge.	1
Excès vénériens.	2	Causes inconnues.	54
Causes inconnues.	44	**TOTAL.**	130
TOTAL.	137		

6º CARACTÈRES DE L'ALIÉNATION MENTALE.

DIVISION DES HOMMES.

Monomanie simple.	20
Monomanie avec hallucinations.	26
Monomanie avec penchant à l'homicide.	7
Monomanie avec hallucinations et penchant à l'homicide.	1
Monomanie avec penchant au vol.	1
Monomanie avec penchant au suicide.	3
Monomanie avec épilepsie.	2
Manie simple.	21
Manie avec hallucinations.	12
Manie avec épilepsie.	8
Démence simple.	24
Démence avec épilepsie.	2
Démence avec paralysie générale.	10
TOTAL.	137

DIVISION DES FEMMES.

Monomanie simple.	10
Monomanie avec hallucinations.	13
Monomanie avec penchant à l'homicide.	9
Monomanie avec hallucinations et penchant à l'homicide.	2
Monomanie avec penchant au vol.	1
Monomanie avec penchant au suicide.	4
Monomanie avec penchant à l'homicide et au suicide.	3
Monomanie avec hallucinations et penchant au suicide.	2
Manie simple.	31
Manie avec hallucinations.	16
Manie avec épilepsie.	2
Démence simple.	36
Démence avec paralysie générale.	1
TOTAL.	130

7° GUÉRISONS DES ALIÉNÉS.

Nous avons vu que , du 18 août 1834 au 31 décembre 1838, 267 aliénés des deux sexes ont été admis à l'Asile.

Parmi eux se trouvaient 29 hommes et 31 femmes , depuis long-temps renfermés dans les hospices et les prisons du département; ils y étaient abandonnés, comme sont encore les aliénés presque partout en France. La plupart étaient incurables. Je dois noter cette circonstance , car elle est éminemment nuisible au succès du traitement et à la proportion des guérisons que nous avons obtenues. Elle existe d'ailleurs dans tous les établissements d'aliénés, pendant les premières années de leur existence. Son influence s'affaiblit chaque jour , à mesure que de nouveaux malades viennent remplacer les premiers admis.

Du nombre des entrées doivent être retranchés un homme qui s'est évadé , cinq hommes et sept femmes retirés par leurs familles , après avoir éprouvé une amélioration sensible dans leur état mental.

Reste donc , en comprenant les réintégrations pour cause de rechûte , 264 aliénés : 138 hommes et 126 femmes entièrement soumis au traitement.

Sur ce nombre , nous avions obtenu, à la fin de 1838 , 75 guérisons : 43 chez les hommes et 32 chez les femmes.

Le chiffre des guérisons , comparé à celui des entrées , donnait alors la proportion suivante :

Pour les deux sexes. . . . . . 1 guérison sur 3, 2
Pour les hommes. . . . . . . 1 . . . . . 3, 3
Pour les femmes. . . . . . . 1 . . . . . 3, 9

Ces cas de guérison sont répartis , de la manière suivante, entre les divers genres d'aliénation mentale :

DIVISION DES HOMMES.

Monomanie simple.	8 guérisons.
Monomanie avec hallucinations.	9
Monomanie avec penchant à l'homicide. . .	4
Monomanie avec penchant au suicide. . . .	1
Monomanie avec penchant au vol.	1
Manie simple.	15
Manie avec hallucinations.	5
TOTAL. . .	43

DIVISION DES FEMMES.

Monomanie simple.	2 guérisons.
Monomanie avec hallucinations.	3
Monomanie avec penchant à l'homicide. . .	5
Monomanie avec penchant au suicide. . . .	5
Monomanie avec penchant au vol.	1
Monomanie avec penchant à l'homicide et au suicide.	1
Manie simple.	13
Manie avec hallucinations.	6
Total. . .	52

Les guérisons se rangent dans l'ordre suivant, d'après l'âge des aliénés, lorsque leur raison s'est rétablie :

DIVISION DES HOMMES.		DIVISION DES FEMMES.	
Ages de		Ages de	
10 à 15 ans.	1 guérison.	20 à 25 ans.	7 guérisons.
15 à 20 . .	2	25 à 30 . .	7
20 à 25 . .	6	30 à 35 . .	4
25 à 30 . .	9	35 à 40 . .	3
30 à 35 . .	6	40 à 45 . .	2
35 à 40 . .	7	45 à 50 . .	5
40 à 45 . .	4	50 à 55 . .	2
TOTAL. . .	35	**TOTAL.** . .	30

REPORT. . . 35
  45 à 50 . . 3
  50 à 55 . . 4
  55 à 60 . . 0
  60 à 65 . . 1
    TOTAL. . 43

REPORT. . . 30
  55 à 60 . . 1
  60 à 65 . . 1
    TOTAL. . 32

Le tableau suivant représente les guérisons qui ont eu lieu dans chacun des trimestres :

DIVISION DES HOMMES.		DIVISION DES FEMMES.	
	Guérisons.		Guérisons.
Janvier, Février, Mars.	7	Janvier, Février, Mars.	4
Avril, Mai, Juin.	8	Avril, Mai, Juin.	7
Juillet, Août, Septembre.	12	Juillet, Août, Septembre.	11
Octobre, Novembre, Décemb.	16	Octobre, Novembre, Décemb.	10
TOTAL.	43	TOTAL	32

8o DÉCÈS DES ALIÉNÉS.

Depuis le 18 août 1834 jusqu'au 31 décembre 1838, 50 aliénés ont succombé : 27 hommes et 23 femmes.

La proportion des décès, calculée d'après le nombre des entrées, est :

    Pour les deux sexes, 1 décès sur 5, 3.
    Pour les hommes,   1   5, 2.
    Pour les femmes,   1   5, 9.

Les décès sont répartis de la manière suivante entre les différents mois :

		DIVISION DES HOMMES.		DIVISION DES FEMMES.	

DIVISION DES HOMMES. DIVISION DES FEMMES.

Janvier.	4	Janvier.	6
Février.	1	Février.	3
Mars.	6	Mars.	0
Avril.	4	Avril.	0
Mai.	0	Mai.	0
Juin.	0	Juin.	2
Juillet.	2	Juillet.	2
Août.	1	Août.	1
Septembre.	2	Septembre.	0
Octobre.	1	Octobre.	4
Novembre.	2	Novembre.	3
Décembre.	4	Décembre.	2
TOTAL.	27	TOTAL.	23

Le tableau suivant représente l'âge des aliénés, lorsqu'ils ont succccombé :

DIVISION DES HOMMES. DIVISION DES FEMMES.

Ages de		Ages de	
20 à 30 ans.	8	20 à 30 ans.	2
30 à 40	6	30 à 40	5
40 à 50	5	40 à 50	9
50 à 60	4	50 à 60	6
60 à 70	3	60 à 70	0
70 à 80	1	70 à 80	0
		80 à 90	1
TOTAL.	27	TOTAL.	23

Les maladès qui ont succombé sont classés dans l'ordre suivant, d'après leur genre d'aliénation :

<table>
<tr><td colspan="2">DIVISION DES HOMMES.</td><td colspan="2">DIVISION DES FEMMES.</td></tr>
<tr><td>Monomanie simple. . . .</td><td>2</td><td>Monomanie simple. . . .</td><td>2</td></tr>
<tr><td>Manie simple. . . . . .</td><td>5</td><td>Manie simple. . . . . .</td><td>5</td></tr>
<tr><td>Manie avec épilepsie. . .</td><td>1</td><td>Démence simple. . . . .</td><td>15</td></tr>
<tr><td>Démence simple. . . . .</td><td>14</td><td>Démence avec paralysie gé-</td><td></td></tr>
<tr><td>Démence avec paralysie gén.</td><td>5</td><td>nérale. . . . . . .</td><td>1</td></tr>
<tr><td>TOTAL. . . .</td><td>27</td><td>TOTAL. . . .</td><td>25</td></tr>
</table>

Enfin, nous avons noté quelques unes des altérations trouvées à l'autopsie et qui probablement ont causé la mort :

DIVISION DES HOMMES.

Encéphalite chronique.	5
Congestion cérébrale.	1
Endurcissement du cerveau.	1
Hémorrhagie de la moëlle épinière.	1
Phthisie pulmonaire.	4
Entérite chronique.	7
Colite aiguë.	4
Péritonite chronique.	1
Etranglement intestinal.	1
Brûlure.	1
Gangrène externe.	1
Total. . .	27

DIVISION DES FEMMES.

Encéphalite chronique.	1
Congestion cérébrale.	1
Hémorrhagie méningée.	1
Angine gangréneuse.	1
Apoplexie pulmonaire.	1
Rupture du cœur.	1
Total.	6

	REPORT. . . .	6
Entérite chronique.		13
Abcès des reins.		1
Néphrite calculeuse.		1
Fièvre typhoïde.		1
Gangrène externe.		1
	Total. . .	23

Le 31 décembre 1838, il restait à l'Asile 133 aliénés des deux sexes : 61 hommes et 72 femmes.

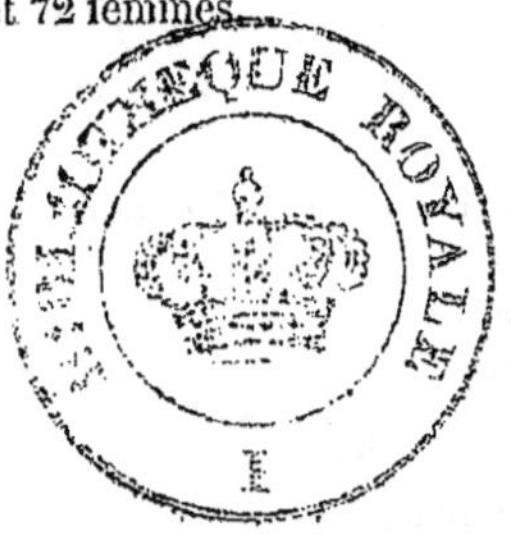

FIN.

www.ingramcontent.com/pod-product-compliance
Lightning Source LLC
Chambersburg PA
CBHW051328050726

47595CB00008B/3758